Docteur Stella Carpentier

LES MÉDICAMENTS HOMÉOPATHIQUES DES SYMPTÔMES MENSTRUELS

© 2013, Stella Carpentier
Edition : BoD - Books on Demand
12/14 rond-point des Champs Elysées, 75008 Paris
Imprimé par Books on Demand GmbH,
Norderstedt, Allemagne
ISBN : 9782322032457
Dépôt légal : Juin 2013

Docteur Stella Carpentier

LES MÉDICAMENTS HOMÉOPATHIQUES DES SYMPTÔMES MENSTRUELS

Du même auteur :

Homéopathie et règles
ISBN 978-2-7466-3984-3
Auto édition Dr Carpentier
Parution octobre 2011

Prurit vulvaire : de la cause au traitement homéopathique

Le sommeil des médicaments homéopathiques

à M&G,

AVANT-PROPOS

Il est frustrant qu'une patiente présente un symptôme concomitant des règles, c'est- à-dire ayant à voir avec un autre organe que l'utérus et ses annexes (ovaires et trompes) mais survenant régulièrement aux alentours de la période menstruelle, sans pouvoir le relier avec un médicament homéopathique de façon rapide et efficace.
C'est ce qui m'a conduit à l'idée d'écrire ce livre.

Les femmes parlent spontanément de certains symptômes en consultation (migraine, fatigue, irritabilité...) ; mais elles ne parlent pas toujours de certains autres, soit parce qu'elles ne font pas le lien avec les règles (mal de gorge, mal d'estomac, saignement de nez, mal de dents...) soit parce qu'elles s'y sont habituées (baisse de libido, modification de l'appétit, syndrome dépressif ...). Il arrive aussi que le gynécologue ne comprenne pas le symptôme et donc ne le rattache pas aux règles d'emblée (douleurs dentaires, enrouement, névralgies...) quand ce signe n'est pas étiqueté dans la rubrique « psychologique » accompagné d'un définitif « c'est dans votre tête madame ».

Face à ces symptômes fonctionnels, l'homéopathie est d'une très grande utilité, car il n'y a souvent aucune alternative allopathique spécifique pour traiter ce genre de signe.

J'ai répertorié le plus de médicaments pour un symptôme donné et tenté de favoriser une vision « en un clin d'œil » lors de la recherche des symptômes, en tenant compte aussi de leur moment de survenue par rapport aux règles (avant, pendant ou après) et en rappelant à chaque fois la totalité des signes répertoriés pour un médicament donné. Le symptôme du médicament lié au chapitre où il apparait est noté en premier et en italique dans son énoncé.
Le lecteur trouvera donc de fait des répétitions puisque le même médicament apparait dans plusieurs rubriques avec à chaque fois l'énoncé des symptômes qui peuvent lui être reliés. Cependant cette présentation permet une recherche pratique, exhaustive tant que possible, et surtout facilite la comparaison des médicaments pour un symptôme donné et donc leur valorisation. Je pense que c'est aussi la seule façon pour un profane de pouvoir relier plusieurs signes entre eux qui correspondrait à un même médicament.

Plusieurs tableaux synthétiques terminent l'ouvrage et permettent rapidement de mettre en relation symptômes et médicaments, modalités d'aggravation ou d'amélioration liées aux règles.

Et comme on ne parle pas des règles sans parler du cycle menstruel, il m'a semblé indispensable de faire un chapitre sur les dilutions d'hormones que sont Folliculinum et Lutéinum.

Pour réaliser ce travail, il m'a fallu lire ou relire plusieurs matières médicales, ce qui fût extrêmement instructif et passionnant. J'ai systématiquement relevé dans la matière médicale de chaque médicament les symptômes qui étaient explicitement mentionnés comme liés aux règles.

Ce livre s'adresse aux gynécologues, aux sages femmes ou aux médecins généralistes homéopathes confirmés ou débutants, ainsi qu'aux étudiants en cours de formation homéopathique. Un tel recueil m'a d'ailleurs manqué lors de mon propre apprentissage.
Mais il est aussi utilisable par tout « profane » qui s'intéresse à l'homéopathie et qui désire mieux comprendre les symptômes menstruels et tenter d'y remédier.
Voilà donc pourquoi et comment est née l'idée et l'envie de faire ce livre. Il se veut avant tout pratique ; j'espère qu'il sera utile au plus grand nombre. Pour ma part, j'ai pris un très grand plaisir à sa réalisation.

QUELQUES MOTS SUR L'HOMÉOPATHIE...

L'homéopathie permet de soulager des symptômes grâce à des médicaments dilués et dynamisés, le plus souvent sous forme de granules.

La clé du traitement est de trouver le bon médicament, et pour cela il faut arriver à raccorder le ou les signes du patient avec celui ou ceux répertorié(s) dans la matière médicale d'un médicament, selon le principe de similitude.

L'énoncé du principe de similitude est le suivant : si une substance est capable de donner des signes chez un sujet sain, on peut penser que cette même substance, une fois diluée et dynamisée, pourra traiter un malade présentant des signes identiques à ceux observé chez le sujet sain exposé à cette substance.

Chaque souche homéopathique a donc été étudiée sur des sujets sains et ses différents signes recensés : c'est ce qu'on appelle faire la pathogénésie du médicament.

Une matière médicale est un recueil des pathogénésies de chaque souche.

Il existe environ 3000 souches, végétales, animales ou minérales.

Les dilutions sont exprimées en CH c'est-à-dire Centésimale Hahnemannienne. Plus le CH est grand, plus la dilution est importante. Pour faire simple, il faut retenir que on utilise plutôt les basses dilutions (5CH) pour les signes lésionnels (vésicule, éruption, aphtes …), les moyennes dilutions (9CH) pour les signes fonctionnels (douleur, constipation,…) et les hautes dilutions 15 CH dans les signes psychiques ou moraux (tristesse, excitation, peur…).

Prenons maintenant un exemple concret : un sujet X qui absorbe trop de café (coffea) déclenche une insomnie avec hyperhydéation : cette description fait partie de la pathogénésie de coffea. Si un sujet Y vient en consultation et explique qu'il ne dort pas bien la nuit car les pensées se bousculent dans sa tête au point de le maintenir éveiller, on est en droit de penser que ce patient est justiciable de coffea. C'est le principe de similitude. Les signes qui ont été observés chez un sujet sain X exposé au médicament non dilué correspondent aux signes présentés par le malade Y qui est justiciable du médicament.
On ne pourrait pas traiter l'insomnie du sujet en lui préconisant de reprendre une tasse de café en cas de réveil nocturne !! Par contre on a montré que si on utilise le médicament similaire (en l'occurrence coffea) à des doses infinitésimales et après dynamisation

(c'est-à-dire après l'avoir secoué), on obtient de palier le symptôme, donc on donnera au patient coffea 9CH ou 15CH par exemple 3 granules en cas de réveil.

SYMPTÔMES ORL

Toux et enrouement
Gorge irritée, mal de gorge
Saignement de nez
Obstruction nasale et coryza
Acouphènes, surdité
Vertiges

TOUX ET ENROUEMENT

ALETRIS FARINOSA
- **toux sèche spasmodique avant les règles**
- **arrêt de la toux dès l'apparition des règles**
- fatigue importante avant et pendant les règles, épuisement après les règles

GELSEMIUM
- **enrouement pendant les règles**

GRAPHITES
- **toux et enrouement pendant les règles**
- démangeaison vulvaire avant les règles
- sécheresse vaginale pendant les règles
- transpiration pendant les règles
- éructation, nausée pendant les règles
- douleur gastrique améliorée en mangeant pendant les règles
- grande faiblesse pendant les règles
- nombreux malaises le matin pendant les règles

SENECIO AUREUS
- **toux à l'arrêt des règles**
- inflammation de la gorge avant les règles
- inflammation de la vessie avant les règles
- inflammation de la poitrine avant les règles
- saignement de nez à l'arrêt des règles

SULFUR
- **toux le soir améliorée en s'asseyant sur le lit pendant les règles**
- démangeaison vulvaire pendant les règles
- migraine avant les règles
- constipation pendant les règles
- distension abdominale pendant les règles
- troubles urinaires, envie fréquente d'uriner avant les règles
- sensation de faim vers 11h du matin pendant les règles améliorée en mangeant du sucre

ZINCUM
- **toux sèche spasmodique épuisante matin et soir pendant les règles**
- inflammation des yeux pendant les règles
- agitation, nervosité avant les règles
- douleur dans le dos avant les règles
- agitation des pieds avant les règles

GORGE IRRITÉE, MAL DE GORGE

LAC CANINUM
- **mal de gorge pendant les règles pouvant aller jusqu'à l'angine**
- seins gonflés et douloureux pendant les règles

MAGNESIA CARBONICA
- **gorge irritée avant les règles**
-coryza*, obstruction nasale avant les règles

NATRUM SULFURICUM
- **sensation de brulure dans le pharynx pendant les règles**
- saignement de nez pendant les règles
- constipation avec diarrhée matinale pendant les règles

SENECIO AUREUS
- **inflammation de la gorge avant les règles**
- inflammation de la vessie avant les règles
- inflammation de la poitrine avant les règles
- saignement de nez à l'arrêt des règles
- toux à l'arrêt des règles

SAIGNEMENT DE NEZ

ACONIT
- **saignement de nez pendant les règles**
- irritabilité pendant les règles

BRYONIA
- **saignement de nez avant et pendant les règles**
- symptômes gastriques pendant les règles

- douleurs déchirantes dans les jambes pendant les règles
- douleurs dans les seins pendant les règles

DULCAMARA
- **saignement de nez pendant les règles**
- urticaire généralisé sans fièvre avant les règles
- éruption des mains, des bras ou du visage avant les règles
- excitation sexuelle avant les règles

MELILOTUS
- **saignement de nez pendant les règles**
- nausées pendant les règles
- migraine avant les règles

NATRUM SULFURICUM
- **saignement de nez avant ou pendant les règles**
- constipation avec diarrhée matinale pendant les règles
- sensation de brulure dans le pharynx pendant les règles

SENECIO AUREUS
- **saignement de nez à l'arrêt des règles**
- toux à l'arrêt des règles
- inflammation de la gorge avant les règles
- inflammation de la vessie avant les règles
- inflammation de la poitrine avant les règles

OBSTRUCTION NASALE ET CORYZA

KALIUM CARBONICUM
- **coryza pendant les règles**
- démangeaisons et éruptions pendant les règles
- douleur dans le dos pendant les règles

MAGNESIA CARBONICA
- **coryza, obstruction nasale avant les règles**
- gorge irritée avant les règles

ACOUPHÈNES , SURDITÉ

FERRUM METALICUM
- **tintement dans les oreilles avant les règles**
- bouffées de chaleur avant les règles
- grande fatigue pendant les règles
- démangeaison violente après les règles améliorée
par l'eau froide

KREOSOTUM
- **acouphènes, surdité, bourdonnements et**
vrombissements avant les règles
- agitation avant les règles
- mal de tête derrière la nuque avant les règles
- tintements dans la tête avant les règles

- brulure dans le vagin et sur la vulve avec démangeaison aggravée par le grattage pendant les règles
- gonflement des lèvres vulvaires et irritation après les règles

VERTIGES

ARISTOLOCHIA CLEMATITIS
- **vertiges avant les règles**
- nervosité et patraquerie avant et après les règles, améliorée pendant
- seins durs et tendus avant et pendant les règles
- abdomen gonflé avant et pendant les règles
- nausées avec fringales avant les règles
- sensation de froid avant les règles
- dépression avant les règles

CALCAREA CARBONICA OSTREARUM
- **vertiges pendant les règles**
- refroidissement complet du corps avec cependant grand désir d'air frais pendant les règles
- sensation de bas froids et humides pendant les règles
- douleur dentaire pendant les règles
- frissons avant les règles
- maux de tête avant les règles
- seins sensibles et gonflés avant les règles

- brulure et démangeaison des organes génitaux externes avant et après les règles
- accentuation des pertes avant les règles

LACHESIS
- **vertiges avec besoin d'air avant les règles**

SYMPTÔMES BUCCO-DENTAIRES

Sécheresse nez, gorge, bouche, langue
Haleine, salive
Aphtes buccaux
Douleurs dentaires

SÉCHERESSE NEZ, GORGE, BOUCHE, LANGUE

CEDRON
- sécheresse importante de la bouche et de la langue avec grande soif pendant les règles
- hypersalivation après les règles

NUX MOSCHATA
- sécheresse intolérable bouche, gorge, langue aggravée le matin pendant les règles
- somnolence pendant les règles
- tendance à faire des malaises pendant les règles

TARENTULA HISPANA
- sécheresse intolérable nez, bouche, gorge, langue pendant les règles

SALIVATION, HALEINE

CEDRON
- hypersalivation après les règles
- sécheresse importante de la bouche et de la langue avec grande soif pendant les règles

MERCURIUS SOLUBILIS
- **mauvaise haleine pendant les règles**
- bouffées de chaleur avant les règles
- démangeaison vulvaire avant les règles
- accentuation des pertes avant les règles
- selles visqueuses avec envie douloureuse d'aller à la selle pendant les règles

APHTES BUCCAUX

SEPIA
- **aphtes dans la bouche pendant les règles**
- sueurs sous les aisselles avant les règles
- fatiguée le matin pendant les règles
- sécheresse de la vulve et du vagin après les règles

DOULEURS DENTAIRES

AMONIUM CARBONICUM
- **douleurs dentaires avant et pendant les règles**
- fatigue pendant les règles

ANTIMONIUM CRUDUM
- **douleurs dentaires avant les règles**

BARYTA CARBONICA
- mal de dents avant les règles
- douleurs d'estomac avant les règles

CALCAREA CARBONICA OSTREARUM
- douleur dentaire pendant les règles
- refroidissement complet du corps avec cependant grand désir d'air frais pendant les règles
- sensation de bas froids et humides pendant les règles
- vertiges pendant les règles
- frissons avant les règles
- migraine avant les règles
- seins sensibles et gonflés avant les règles
- brulure et démangeaison des organes génitaux externes avant et après les règles
-accentuation des pertes avant les règles

PHOSPHORUS
- mal de dents pendant les règles
- pleurs pendant les règles

STAPHYSAGRIA
- mal de dents pendant les règles
- douleur dans les cuisses pendant les règles
- faiblesse des jambes pendant les règles
- vulve sensible, ne supporte pas la serviette pendant les règles

SYMPTÔMES DIGESTIFS

Appétit
Diarrhée
Constipation
Nausées, vomissements
Symptômes gastriques
Douleur abdominale
Distension abdominale
Foie
Rectum, anus

APPÉTIT

ARISTOLOCHIA CLEMATITIS
- **nausées avec fringales avant les règles**
- nervosité avant et après les règles, améliorée pendant
- seins durs et tendus avant et pendant les règles
- abdomen gonflé avant et pendant les règles
- vertiges avant les règles
- sensation de froid avant les règles
- dépression avant les règles
- œdème* prémenstruel des extrémités

GOSSYPIUM
- **anorexie pendant les règles**
- sensation de malaise au creux de l'estomac pendant les règles, spasme
- nausées pendant les règles
- envie douloureuse d'aller à la selle pendant les règles
- spasmes digestifs avant les règles

LYCOPODIUM
- **baisse de l'appétit pendant les règles**
- tristesse avant les règles
- démangeaison vulvaire avant les règles

SPONGIA
- **faim avant les règles**
- palpitations avant les règles

- douleur dans le sacrum avant les règles
- patientes réveillée par des crises de suffocation pendant les règles

SULFUR
- **sensation de faim vers 11h du matin pendant les règles améliorée en mangeant du sucre**
- troubles urinaires, envie fréquente d'uriner avant les règles
- toux le soir améliorée en s'asseyant sur le lit pendant les règles
- démangeaison vulvaire pendant les règles
- migraine avant les règles
- distension abdominale pendant les règles
- constipation pendant les règles

DIARRHÉE

AMONIUM MURIATICUM
- **diarrhée avec selles et mucosités verdâtres pendant les règles**
- douleurs ombilicales pendant les règles
- vomissements pendant les règles
- douleurs névralgiques dans les pieds pendant les règles

BOVISTA
- **diarrhée avant et pendant les règles**

- sensibilité du pubis pendant les règles
- pertes acres épaisses jaunes verdâtres après les règles

MERCURIUS SOLUBILIS
- **selles visqueuses avec envie douloureuse d'aller à la selle pendant les règles**
- mauvaise haleine pendant les règles
- bouffées de chaleur avant les règles
- démangeaison vulvaire avant les règles
- accentuation des pertes avant les règles

PODOPHILUM
- **diarrhée pendant les règles**

PULSATILLA
- **diarrhée avant les règles**
- bâillements avant les règles
- frissons avant et pendant les règles
- sensation de froid pendant les règles
- tristesse, pleurs pendant les règles
- migraine d'un hémi-crâne pendant les règles
- tremblements des pieds pendant les règles

VERATRUM ALBUM
- **diarrhée pendant les règles**
- sensation de froid glacé pendant les règles
- sueurs froides pendant les règles
- excitation sexuelle avant les règles
- vomissement pendant les règles

- épuisement pendant les règles
- tendance à la perte de connaissance pendant les règles

CONSTIPATION

COLLINSONIA
- **constipation pendant les règles**
- sensation de froid dans les cuisses après les règles

NATRUM SULFURICUM
- **constipation avec diarrhée matinale pendant les règles**
- saignement de nez avant ou pendant les règles
- sensation de brulure dans le pharynx pendant les règles

PALLADIUM
- **constipation pendant les règles**
- nausées pendant les règles
- pertes glaireuses comme de la gelée avant et après les règles
- maux de tête pendant les règles

SILICEA
- **constipation avant, pendant et après les règles**
- refroidissement pendant les règles

- démangeaison pendant les règles
- éruption de la face interne des cuisses pendant les règles

SULFUR
- **constipation pendant les règles**
- distension abdominale pendant les règles
- troubles urinaires, envie fréquente d'uriner avant les règles
- sensation de faim vers 11h du matin pendant les règles améliorée en mangeant du sucre
- toux le soir améliorée en s'asseyant sur le lit pendant les règles
- démangeaison vulvaire pendant les règles
- migraine avant les règles

VESPA CRABO
- **constipation avant les règles**
- dépression avant les règles

VIBURNUM OPULUS
- **constipation pendant les règles**
- nausées la nuit avant et pendant les règles sans vomissement, avec malaise général
- sensation de vide gastrique pendant les règles
- impression de défaillance pendant les règles
- difficulté à uriner, envie fréquente d'uriner pendant les règles
- incontinence d'urine pendant les règles
- pesanteur pelvienne avant les règles

NAUSÉES, VOMISSEMENTS

AMONIUM MURIATICUM
- **vomissements pendant les règles**
- diarrhée avec selles et mucosités verdâtres pendant les règles
- douleurs ombilicales pendant les règles
- douleurs névralgiques dans les pieds pendant les règles

ARISTOLOCHIA CLEMATITIS
- **nausées avec fringales avant les règles**
- nervosité avant et après les règles, améliorée pendant
- seins durs et tendus avant et pendant les règles
- abdomen gonflé avant et pendant les règles
- vertiges avant les règles
- sensation de froid avant les règles
- dépression avant les règles

BORAX
- **nausées pendant les règles**
- douleurs dans l'estomac s'étendant au creux des reins pendant les règles
- pertes épaisses et abondantes comme du blanc d'œuf avec sensation comme si de l'eau chaude coulait sur les cuisses avant les règles

COCCULUS
- **nausées pendant les règles**
- grande faiblesse, si faible qu'elle peut à peine parler pendant les règles
- distension abdominale pendant les règles
- défaillance pendant les règles
- extrémités engourdies pendant les règles

CROTALUS HORRIDUS
- **vomissements après les règles**
- palpitations et malaises pendant les règles

GOSSYPIUM
- **nausées pendant les règles**
- sensation de malaise au creux de l'estomac pendant les règles, spasme
- envie douloureuse d'aller à la selle pendant les règles
- anorexie pendant les règles

GRAPHITES
- **éructations, nausées, avec malaise le matin, pendant les règles**
- toux et enrouement, coryza pendant les règles
- sécheresse vaginale pendant les règles
- démangeaison vulvaire avant les règles
- transpiration pendant les règles
- douleur gastrique améliorée en mangeant pendant les règles
- grande faiblesse pendant les règles
- nombreux malaises le matin pendant les règles

IPECA
- **nausées pendant les règles**
- faiblesse après les règles hors de proportion avec la quantité de sang perdue

MELILOTUS
- **nausées pendant les règles**
- épistaxis pendant les règles
- migraine avant les règles

NUX VOMICA
- **nausées avant les règles**
- frissons avant les règles
- irritabilité avant les règles
- malaises pendant les règles
- violent besoin d'aller à la selle pendant les règles
- violent besoin d'aller uriner pendant les règles
- pertes jaunes après les règles

PALLADIUM
- **nausées pendant les règles**
- constipation pendant les règles
- pertes glaireuses comme de la gelée avant et après les règles
-mal de tête pendant les règles

THLASPI BURSA PASTORIS
- **vomissements pendant les règles**
- colique pendant les règles

VERATRUM ALBUM
- **vomissement pendant les règles**
- sensation de froid glacé pendant les règles
- sueurs froides pendant les règles
- excitation sexuelle avant les règles
- diarrhée pendant les règles
- épuisement pendant les règles
- tendance à la perte de connaissance pendant les règles

VIBURNUM OPULUS
- **nausées la nuit avant et pendant les règles sans vomissement, avec malaise général**
- sensation de vide gastrique pendant les règles
- constipation pendant les règles
- impression de défaillance pendant les règles
- difficulté à uriner, envie fréquente d'uriner pendant les règles
- incontinence d'urine pendant les règles

SYMPTÔMES GASTRIQUES

ARGENTUM NITRICUM
- **douleurs gastriques au début des règles**

BARYTA CARBONICA
- **douleurs gastriques avant les règles**

- mal de dents avant les règles

BORAX
- **douleurs dans l'estomac s'étendant au creux des reins pendant les règles**
- nausées pendant les règles
- pertes épaisses et abondantes comme du blanc d'œuf avec sensation comme si de l'eau chaude coulait sur les cuisses avant les règles

BRYONIA
- **symptômes gastriques pendant les règles**
- saignement de nez avant et pendant les règles
- douleurs déchirantes dans les jambes pendant les règles
- douleurs dans les seins pendant les règles

GOSSYPIUM
- **sensation de malaise au creux de l'estomac pendant les règles, spasme**
- nausées pendant les règles
- envie douloureuse d'aller à la selle pendant les règles
- anorexie pendant les règles

GRAPHITES
- **douleur gastrique améliorée en mangeant pendant les règles**
- éructation, nausées, avec malaise le matin, pendant les règles
- toux et enrouement, coryza pendant les règles

- sécheresse vaginale pendant les règles
- démangeaison vulvaire avant les règles
- transpiration pendant les règles
- grande faiblesse pendant les règles
- nombreux malaises le matin pendant les règles

IGNATIA
- douleurs gastriques avant les règles
- sensation de vide au creux de l'estomac avant les règles
- mal de tête comme un clou pendant les règles
- accès de pleurs et rires pendant les règles
- alternance de défaillance et d'excitation pendant les règles

VIBURNUM OPULUS
- sensation de vide gastrique pendant les règles
- nausées la nuit avant et pendant les règles sans vomissement, avec malaise général
- constipation pendant les règles
- impression de défaillance pendant les règles
- difficultés à uriner, envie fréquente d'uriner pendant les règles
- incontinence d'urine pendant les règles
- pesanteur pelvienne avant les règles

DOULEURS ABDOMINALES

AMONIUM MURIATICUM
- **douleurs ombilicales pendant les règles**
- diarrhée avec selles et mucosités verdâtres pendant les règles
- vomissements pendant les règles
- douleurs névralgiques dans les pieds pendant les règles

ANTIMONIUM CRUDUM
- **sensation de faiblesse abdominale pendant les règles**
- mal de dents avant les règles
- pertes blanches acides pendant les règles

COLOCYNTHIS
- **douleur abdominale améliorée penchée en avant pendant les règles**

GOSSYPIUM
- **spasmes digestifs variés avant les règles**
- sensation de malaise au creux de l'estomac pendant les règles, spasme
- nausées pendant les règles
- envie douloureuse d'uriner pendant les règles
- anorexie pendant les règles

IGNATIA
- douleur spasmodique de l'estomac et de l'abdomen pendant les règles
- langueur pendant les règles

THLASPI BURSA PASTORIS
- colique pendant les règles
- vomissements pendant les règles

DISTENSION ABDOMINALE

ARISTOLOCHIA CLEMATITIS
- abdomen gonflé avant et pendant les règles
- nervosité avant et après les règles, améliorée pendant
- seins durs et tendus avant et pendant les règles
- nausées avec fringales avant les règles
- vertiges avant les règles
- sensation de froid avant les règles
- dépression avant les règles

CHINA
- distension abdominale importante pendant les règles
- sensation de pression dans la région inguinale et dans l'anus avant les règles

COCCULUS
- distension abdominale pendant les règles
- grande faiblesse, si faible qu'elle peut à peine parler pendant les règles
- nausées pendant les règles
- défaillance pendant les règles
- extrémités engourdies pendant les règles

SULFUR
- distension abdominale pendant les règles
- troubles urinaires, envie fréquente d'uriner avant les règles
- sensation de faim vers 11h du matin pendant les règles améliorée en mangeant du sucre
- toux le soir améliorée en s'asseyant sur le lit pendant les règles
- démangeaison vulvaire pendant les règles
- migraine avant les règles
- constipation pendant les règles

FOIE

PHOSPHORICUM ACIDUM
- douleur dans le foie pendant les règles
- pertes blanc jaune avec prurit après les règles

RECTUM ET ANUS

ALOE
- sensation de pesanteur dans le rectum pendant les règles

CHINA
- sensation de pression dans la région inguinale et dans l'anus avant les règles
- distension abdominale importante pendant les règles

GOSSYPIUM
- envie douloureuse d'aller à la selle pendant les règles
- sensation de malaise au creux de l'estomac pendant les règles, spasme
- nausées pendant les règles
- anorexie pendant les règles
- spasmes digestifs avant les règles

MURIATICUM ACIDUM
- anus douloureux et irrité pendant les règles

NUX VOMICA
- violent besoin d'aller à la selle pendant les règles
- violent besoin d'aller uriner pendant les règles
- nausées avant les règles
- frissons avant les règles
- irritabilité avant les règles

- malaises pendant les règles
- pertes jaunes après les règles

SYMPTÔMES CARDIAQUES ET PULMONAIRES

Palpitations
Symptômes thoraciques
Difficultés respiratoires

PALPITATIONS

CACTUS
- palpitations violentes avant les règles
- sensation de constriction dans la région thoracique ou utérine pendant les règles

CROTALUS HORRIDUS
- palpitations et malaises pendant les règles
- vomissements après les règles

PHOSPHORUS
- palpitations aggravées le soir pendant les règles
- pleurs avant les règles

SPONGIA
- palpitations avant les règles
- patientes réveillée par des crises de suffocation pendant les règles
- faim avant les règles
- douleur dans le sacrum avant les règles

THUYA
- palpitations pendant les règles
- transpiration abondante avant les règles
- anxiété pendant les règles
- sein gauche sensible et gonflé avec noyau dur pendant les règles qui disparaît après les règles

SYMPTÔMES THORACIQUES

CUPRUM
- **crampes dans la poitrine avant, pendant et après les règles**
- convulsions avant, pendant et après les règles

SENECIO AUREUS
- **inflammation de la poitrine avant les règles**
- inflammation de la gorge avant les règles
- inflammation de la vessie avant les règles
- saignement de nez à l'arrêt des règles
- toux à l'arrêt des règles

STANNUM
- **faiblesse dans la poitrine pendant les règles**
- tristesse et découragement avant les règles
- anxiété avant les règles
- peur de voir du monde avant les règles
- névralgie de l'os malaire et sus orbitaire gauche pendant les règles

DIFFICULTÉS RESPIRATOIRES

IODUM
-difficultés à respirer pendant les règles

SPONGIA
- **patientes réveillée par des crises de suffocation pendant les règles**
- faim avant les règles
- palpitations avant les règles
- douleur dans le sacrum avant les règles

SYMPTÔMES URINAIRES

Envie fréquente d'uriner
Troubles du flux urinaire
Irritation vésicale
Incontinence d'urine
Douleurs rénales

ENVIE FRÉQUENTE D'URINER

FERRUM PHOSPHORICUM
- envie fréquente d'uriner pendant les règles
- migraine avec douleur du sommet de la tête pendant les règles

KALIUM IODATUM
- envie fréquente d'uriner avant les règles
- douleur dans les cuisses comme si elles étaient serrées dans un étau pendant les règles

SULFUR
- troubles urinaires, envie fréquente d'uriner avant les règles
- sensation de faim vers 11h du matin pendant les règles améliorée en mangeant du sucre
- toux le soir améliorée en s'asseyant sur le lit pendant les règles
- démangeaison vulvaire pendant les règles
- migraine avant les règles
- distension abdominale pendant les règles
- constipation pendant les règles

VIBURNUM OPULUS
- difficulté à uriner, envie fréquente d'uriner pendant les règles
- incontinence d'urine pendant les règles

- nausées la nuit avant et pendant les règles sans vomissement, avec malaise général
- sensation de vide gastrique pendant les règles
- constipation pendant les règles
- impression de défaillance pendant les règles

TROUBLES DU FLUX URINAIRE

HYOCYAMUS
- **augmentation du flux urinaire pendant les règles**
- mouvement convulsifs pendant les règles
- transpiration pendant les règles

VIBURNUM OPULUS
- **difficultés d'uriner, envie fréquente d'uriner pendant les règles**
- incontinence d'urine pendant les règles
- nausées la nuit avant et pendant les règles sans vomissement, avec malaise général
- sensation de vide gastrique pendant les règles
- constipation pendant les règles
- impression de malaise pendant les règles

IRRITATION VÉSICALE

ERIGERON
- douleur de vessie pendant les règles

JUNIPERUS
-troubles urinaires pendant les règles accompagnant la dysménorrhée

NUX VOMICA
- **violent besoin d'aller uriner pendant les règles**
- violent besoin d'aller à la selle pendant les règles
- nausées avant les règles
- frissons avant les règles
- irritabilité avant les règles
- malaises pendant les règles
- pertes jaunes après les règles

SENECIO AUREUS
- **état inflammatoire de la vessie avant les règles**
- état inflammatoire de la gorge avant les règles
- état inflammatoire de la poitrine avant les règles
- saignement de nez à l'arrêt des règles
- toux à l'arrêt des règles

INCONTINENCE URINAIRE

VIBURNUM OPULUS
- **incontinence d'urine pendant les règles**
- difficulté d'uriner, envie fréquente d'uriner pendant les règles
- nausées la nuit avant et pendant les règles sans vomissement, avec malaise général
- sensation de vide gastrique pendant les règles
- constipation pendant les règles
- impression de malaise pendant les règles

DOULEURS RÉNALES

CURARE
- **douleurs rénales pendant les règles**
- migraine pendant les règles

SENSATIONS THERMIQUES, SUEURS

Refroidissements
Tête chaude et extrémités froides
Sensations de chaleur
Transpiration

REFROIDISSEMENTS

ARISTOLOCHIA CLEMATITIS
- sensation de froid avant les règles
- nervosité et patraquerie avant et après les règles,
améliorée pendant
- seins durs et tendus avant et pendant les règles
- abdomen météorisé avant et pendant les règles
- nausées avec fringales avant les règles
- vertiges avant les règles
- dépression avant les règles

CALCAREA CARBONICA OSTREARUM
- refroidissement complet du corps avec cependant
grand désir d'air frais pendant les règles
- sensation de bas froids et humides pendant les
règles
- douleur dentaire pendant les règles
- vertiges pendant les règles
- frissons avant les règles
- migraine avant les règles
- seins sensibles et gonflés avant les règles
- brulure et prurit des organes génitaux externes avant
et après les règles
- pertes avant les règles

COLCHICUM
- sensation de froid dans les cuisses après les règles

COLLINSONIA
- **sensation de froid dans les cuisses après les règles**
- constipation pendant les règles

INULA
-**claquement des dents dû au froid pendant les règles**
-démangeaison des jambes pendant les règles

LEDUM PALUSTRE
- **refroidissement complet du corps avec cependant désir d'air frais pendant les règles**

NUX VOMICA
- **frissons avant les règles**
- nausées avant les règles
- irritabilité avant les règles
- malaises pendant les règles
- violent besoin d'aller à la selle pendant les règles
- violent besoin d'aller uriner pendant les règles
- pertes jaunes après les règles

PULSATILLA
- **sensation de froid pendant les règles**
- **frissons avant et pendant les règles**
- bâillements avant les règles
- diarrhée avant les règles
- tristesse, pleurs pendant les règles
- migraine d'un hémi-crâne pendant les règles
- tremblements des pieds pendant les règles

SECALE CORNUTUM
- **colique menstruelle avec froid et intolérance à la chaleur pendant les règles**

SILICEA
- **refroidissement complet du corps et désir être couvert pendant les règles**
- constipation avant, pendant, et après les règles
- démangeaison vulvaire pendant les règles
- brulure et éruption sur la face interne des cuisses pendant les règles

VERATRUM ALBUM
- **sensation de froid glacé pendant les règles**
- **sueurs froides pendant les règles**
- excitation sexuelle avant les règles
- diarrhée pendant les règles
- vomissement pendant les règles
- épuisement pendant les règles
- tendance à la perte de connaissance pendant les règles

TÊTE CHAUDE ET EXTRÉMITÉS FROIDES

ARNICA
- **tète chaude et extrémités froides pendant les règles**

SENSATIONS DE CHALEUR

BELLADONNA
- **sang des règles chaud**
- sécheresse vaginale pendant les règles

CARBO VEGETABILIS
- **brulure des paumes et des plantes pendant les règles**
- pertes laiteuses et corrosives avant les règles

DIGITALIS
- **bouffées de chaleur suivie d'une grande faiblesse pendant les règles**

FERRUM METALLICUM
- **bouffées de chaleur avant les règles**
- tintement dans les oreilles avant les règles
- grande fatigue pendant les règles
- démangeaison après les règles améliorée par l'eau froide

MERCURIUS SOLUBILIS
- **bouffées de chaleur avant les règles**
- mauvaise haleine pendant les règles
- démangeaison vulvaire avant les règles
- pertes avant les règles
- selles visqueuses avec envie douloureuse d'aller à la selle pendant les règles

TRANSPIRATION

GRAPHITES
- transpiration pendant les règles
- toux et enrouement, coryza pendant les règles
- sécheresse vaginale pendant les règles
- démangeaison vulvaire avant les règles
- éructation, nausées, douleur gastrique améliorée en mangeant pendant les règles
- grande faiblesse pendant les règles
- nombreux malaises le matin pendant les règles

HYOCYAMUS
- transpiration pendant les règles
- augmentation du flux urinaire pendant les règles
- mouvement convulsifs pendant les règles

SEPIA
- sueurs sous les aisselles avant les règles
- fatiguée le matin pendant les règles
- aphtes buccaux pendant les règles
- pertes jaunes acides après chaque miction avant les règles
- sécheresse de la vulve et du vagin après les règles

THUYA
- transpiration abondante avant les règles
- anxiété pendant les règles
- palpitations pendant les règles

- sein gauche sensible et gonflé avec noyau dur pendant les règles qui disparaît après les règles

VERATRUM ALBUM
- **sueurs froides pendant les règles**
- sensation de froid glacé pendant les règles
- diarrhée pendant les règles
- excitation sexuelle avant les règles
- vomissement pendant les règles
- épuisement pendant les règles
- tendance à la perte de connaissance pendant les règles

SYMPTÔMES NEUROLOGIQUES

Migraines
Névralgies
Mouvements convulsifs
Troubles sensitifs
Sommeil

MIGRAINES

ACTAEA RACEMOSA
- **migraines occipitales cervicales pendant les règles**
- élancement vers le haut et le bas sur la face antérieure des cuisses avant les règles
- nervosité pendant les règles, agitation, coqs à l'âne, confusion, hyperémotivité
- soupirs, pleurs pendant les règles
- fatigue pendant les règles, confusion, épuisement
-douleurs vertébrales et paravertébrales pendant les règles
- endolorissement des globes oculaires et sensation de flou pendant les règles
- douleur sous le sein gauche pendant les règles

ALIUM CEPA
- **migraine le plus souvent frontale aggravée dans une pièce chaude au fur et à mesure que la soirée avance, avant et après les règles**
- **arrêt de la migraine pendant les règles**

BROMIUM
- **migraine de l'hémi-crâne gauche pendant les règles**

CALCAREA CARBONICA OSTREARUM
- **migraine avant les règles**
- vertiges pendant les règles

- refroidissement complet du corps avec cependant grand désir d'air frais pendant les règles
- sensation de bas froids et humides pendant les règles
- douleur dentaire pendant les règles
- frissons avant les règles
- seins sensibles et gonflés avant les règles
- brulure et démangeaison des organes génitaux externes avant les règles
- pertes avant les règles
- brulure et démangeaison des organes génitaux externes après les règles

CALCAREA PHOSPHORICA
- **migraine avant les règles**
- excitation sexuelle avant les règles
- mal de dos pendant les règles

CALCAREA SULFURICA
- **migraine avant les règles**
- grande faiblesse avant les règles

CROCUS SATIVA
- **élancements et pulsations dans la tête pendant les règles**
- excitation sexuelle avant les règles
- humeur changeante pendant les règles

CURARE
- **migraine pendant les règles**
- douleurs rénales pendant les règles

CYCLAMEN
 - migraine avec vertiges, troubles visuels, migraine d'un hémi-crane pendant les règles
- tristesse larmoyante avant les règles, fuite du contact, de la conversation
- gonflement des seins avant et après les règles
- sensation de pesanteur au niveau des pieds avant les règles

FERRUM PHOSPHORICUM
- migraine avec douleur du sommet de la tête pendant les règles
- envie fréquente d'uriner pendant les règles

IGNATIA
- migraine comme un clou pendant les règles
- sensation de vide au creux de l'estomac avant les règles
- accès de pleurs et rires pendant les règles
- alternance de défaillance et d'excitation pendant les règles

KREOSOTUM
- migraine occipitale avant les règles
- tintements dans la tête avant les règles
- acouphènes, surdité, bourdonnement et vrombissement avant les règles
- agitation avant les règles

- brulure dans le vagin et sur la vulve avec démangeaison aggravé par le grattage pendant les règles
- gonflement vulvaire et irritation après les règles

MELILOTUS
- **migraine soulagée par l'apparition des règles**
- saignement de nez pendant les règles
- nausées pendant les règles

NATRUM MURIATICUM
- **migraine congestive unilatérale avec visage pâle, nausées et vomissements toute la journée pendant les règles**
- **migraine comme si des marteaux heurtaient le cerveau après les règles**

PALLADIUM
- **migraine pendant les règles**
- nausées pendant les règles
- constipation pendant les règles
- pertes glaireuses comme de la gelée avant et après les règles

PETROLEUM
- **battements dans la tête avant les règles**

PULSATILLA
- **migraine d'un hémi-crâne pendant les règles**
- diarrhée avant les règles

- frissons avant et pendant les règles
- sensation de froid pendant les règles
- tristesse, pleurs pendant les règles
- tremblement des pieds pendant les règles
- bâillements avant les règles

SULFUR
- **migraine avant les règles**
- constipation pendant les règles
- distension abdominale pendant les règles
- troubles urinaires, envie fréquente d'uriner avant les règles
- sensation de faim vers 11h du matin pendant les règles améliorée en mangeant du sucre
- toux le soir améliorée en s'asseyant sur le lit pendant les règles
- démangeaison vulvaire pendant les règles

XANTHOSYLUM
- **maux de tête névralgiques pendant les règles**

NÉVRALGIES

AMONIUM MURIATICUM
- **douleurs névralgiques dans les pieds pendant les règles**

- diarrhée avec selles et mucosités verdâtres pendant les règles
- douleurs ombilicales pendant les règles
- vomissements pendant les règles

BRYONIA
- **douleurs déchirantes dans les jambes pendant les règles**
- saignement de nez avant et pendant les règles
- symptômes gastriques pendant les règles
- douleurs dans les seins pendant les règles

STANNUM
- **névralgie de l'os malaire et sus orbitaire gauche pendant les règles**
- tristesse et découragement avant les règles
- anxiété avant les règles
- peur de voir du monde avant les règles
- faiblesse dans la poitrine pendant les règles

XANTHOSYLUM
- **maux de tête névralgiques pendant les règles**

MOUVEMENTS CONVULSIFS

CALCAREA SULFURICA
- **mouvements convulsifs avant les règles**
- migraine avant les règles

- grande faiblesse avant les règles

CEDRON
- mouvements convulsifs pendant les règles
- sécheresse importante de la bouche et de la langue avec grande soif pendant les règles
- pertes 5 à 6 jours avant les règles
- hypersalivation après les règles

CUPRUM
- convulsions avant, pendant et après les règles
- crampes dans la poitrine avant, pendant et après les règles

HYOCYAMUS
- mouvement convulsifs pendant les règles
- augmentation du flux urinaire pendant les règles
- transpiration pendant les règles

OENANTHE CROCATA
- épilepsie sans aura avec chute en arrière et inconscience post critique profonde pendant les règles avec sueurs chaudes

RANA BUFO
- épilepsie pendant les règles

TROUBLES SENSITIFS

CINNAMONUM
- **sensation de doigts gonflés pendant les règles**
- envie de ne rien faire pendant les règles
- somnolence pendant les règles

COCCULUS
- **extrémités engourdies pendant les règles**
- grande faiblesse, si faible qu'elle peut à peine parler pendant les règles
- distension abdominale pendant les règles
- nausées pendant les règles
- défaillance pendant les règles

SOMMEIL

CINNAMONUM
- **somnolence pendant les règles**
- sensation de doigts gonflés pendant les règles
- envie de ne rien faire pendant les règles

NUX MOSCHATA
- **somnolence pendant les règles**

- sécheresse intolérable de la bouche, de la gorge, de la langue aggravée le matin pendant les règles
- tendance à la perte de connaissance pendant les règles

SULFURICUM ACIDUM
- insomnies avant et après les règles

HUMEUR, TONUS, LIBIDO

Tristesse, dépression
Fatigue, faiblesse
Humeur changeante
Irritabilité, agitation
Libido

TRISTESSE, DÉPRESSION

ACTAEA RACEMOSA
- soupirs, pleurs pendant les règles
- nervosité pendant les règles, agitation, coqs à l'âne, confusion, hyperémotivité
- fatigue pendant les règles, confusion, épuisement
- migraines occipitales cervicales pendant les règles
-douleurs vertébrales et paravertébrales pendant les règles
- endolorissement des globes oculaires et sensation de flou pendant les règles
- élancement vers le haut et le bas sur la face antérieure des cuisses avant les règles
- douleur sous le sein gauche pendant les règles

ARISTOLOCHIA CLEMATITIS
- dépression avant les règles
- nervosité avant et après les règles, améliorée pendant
- seins durs et tendus avant et pendant les règles
- abdomen météorisé avant et pendant les règles
- nausées avec fringales avant les règles
- vertiges avant les règles
- sensation de froid avant les règles

AURUM
- risque suicidaire encadrant les règles maximum pendant les règles

BROMUM
- dépression avant les règles

CAUSTICUM
-tristesse avant les règles

CINNAMONUM
- envie de ne rien faire pendant les règles
- somnolence pendant les règles
- sensation de doigts gonflés pendant les règles

CYCLAMEN
- tristesse larmoyante avant les règles, fuite du contact, de la conversation
- gonflement des seins avant et après les règles
- migraine avec vertiges, troubles visuels, migraine d'un hémi-crane pendant les règles
- sensation de pesanteur au niveau des pieds avant les règles

LYCOPODIUM
- tristesse avant les règles
- baisse de l'appétit pendant les règles
- démangeaison vulvaire avant les règles

PHOSPHORUS
- **pleurs avant les règles**
- palpitations aggravées le soir pendant les règles

PULSATILLA
- **tristesse, pleurs pendant les règles**
- bâillements avant les règles
- diarrhée avant les règles
- frissons avant et pendant les règles
- sensation de froid pendant les règles
- douleur d'un hémi-crane pendant les règles
- tremblements des pieds pendant les règles

STANNUM
- **tristesse et découragement avant les règles**
- anxiété avant les règles
- peur de voir du monde avant les règles
- névralgie de l'os malaire et sus orbitaire gauche pendant les règles
- faiblesse dans la poitrine pendant les règles

VENUS MERCENARIA
-**dépression au début des règles**

VESPA CRABO
- **dépression avant les règles**
- douleur de pression avant les règles
- constipation avant les règles

FATIGUE, FAIBLESSE, TENDANCE SYNCOPALE

ACTAEA RACEMOSA
- fatigue pendant les règles, confusion, épuisement
- nervosité pendant les règles, agitation, coq à l'âne, confusion, hyperémotivité
- soupirs, pleurs pendant les règles
- migraines postérieures (nuque, région cervicale) pendant les règles
- douleurs vertébrales et paravertébrales pendant les règles
- endolorissement des globes oculaires et sensation de flou pendant les règles
- élancement vers le haut et le bas sur la face antérieure des cuisses avant les règles
- douleur sous le sein gauche pendant les règles

ALETRIS FARINOSA
- fatigue importante avant et pendant les règles, épuisement après les règles
- toux sèche spasmodique avant les règles
- arrêt de la toux dès l'apparition des règles
- augmentation des pertes glaireuses, épaisses, abondantes, filamenteuses après les règles

ALUMINA
- **épuisement physique et mental pendant et après les règles**
- pertes abondantes et brulantes après les règles

AMONIUM CARBONICUM
- **fatigue pendant les règles**
- douleurs dentaires avant et pendant les règles

CALCAREA SULFURICA
- **grande faiblesse avant les règles**
- tristesse, pleurs pendant les règles
- migraines avant les règles
- mouvements convulsifs avant les règles

CARBO ANIMALIS
- **grande faiblesse, si faible qu'elle peut à peine parler pendant les règles**

CAUSTICUM
- **grande faiblesse après les règles**
- mauvaise humeur avant et pendant les règles

COCCULUS
- **grande faiblesse, si faible qu'elle peut à peine parler pendant les règles**
- **défaillance pendant les règles**
- distension abdominale pendant les règles
- nausées pendant les règles
- extrémités engourdies pendant les règles

FERRUM METALICUM
- **grande fatigue pendant les règles**
- tintement dans les oreilles avant les règles
- bouffées de chaleur avant les règles
- démangeaison après les règles améliorée par l'eau froide

GRAPHITES
- **grande faiblesse pendant les règles**
- toux et enrouement, coryza pendant les règles
- sécheresse vaginale pendant les règles
- démangeaison vulvaire avant les règles
- éructation, nausées, douleur gastrique améliorées en mangeant pendant les règles
- nombreux malaises le matin pendant les règles
- transpiration pendant les règles

HAEMATOXYLON
- **faiblesse pendant les règles**

HELONIAS
- **épuisement pendant les règles**

IODUM
- **faiblesse avec oppression pendant les règles**
- douleur des seins qui sont mous et flétris avant et pendant les règles

IPECA
- faiblesse après les règles hors de proportion avec la quantité de sang perdue
- nausées pendant les règles

MANGANUM
- faiblesse pendant les règles

MOSCHUS
- tendance à la perte de connaissance pendant les règles

NUX MOSCHATA
- tendance à la perte de connaissance pendant les règles
- sécheresse intolérable de la bouche, de la gorge, de la langue aggravée le matin pendant les règles
- somnolence pendant les règles

NUX VOMICA
- malaises pendant les règles
- irritabilité avant les règles
- nausées avant les règles
- frissons avant les règles
- violent besoin d'aller à la selle pendant les règles
- violent besoin d'aller uriner pendant les règles
- pertes jaunes après les règles

SEPIA
- **fatiguée le matin pendant les règles**
- aphte buccaux pendant les règles
- pertes jaunes acides après chaque miction avant les règles
- sueurs sous les aisselles avant les règles
- sécheresse de la vulve et du vagin après les règles

TRILLIUM PENDULUM
- **tendance syncopale pendant les règles**

VIBURNUM OPULUS
- **impression de défaillance pendant les règles**
- difficulté à uriner, envie fréquente d'uriner pendant les règles
- incontinence d'urine pendant les règles
- nausées la nuit avant et pendant les règles sans vomissement, avec malaise général
- sensation de vide gastrique pendant les règles
- constipation pendant les règles

VINCA MINOR
- **grande faiblesse pendant les règles**

VERATRUM ALBUM
- **épuisement pendant les règles**
- tendance à la perte de connaissance pendant les règles
- excitation sexuelle avant les règles
- sensation de froid glacé pendant les règles

- sueurs froides pendant les règles
- diarrhée pendant les règles
- vomissement pendant les règles

HUMEUR CHANGEANTE

CROCUS SATIVA
- **humeur changeante pendant les règles**
- élancements et pulsations dans la tête pendant les règles
- excitation sexuelle avant les règles

IGNATIA
- **accès de pleurs et rires pendant les règles**
- **alternance de défaillance et d'excitation pendant les règles**
- migraine comme un clou pendant les règles
- sensation de vide au creux de l'estomac avant les règles

IRRITABILITÉ, AGITATION

ACONIT
- **excitation, énervement pendant les règles**

- peur et agitation après les douleurs de règles
- saignement de nez pendant les règles

ACTAEA RACEMOSA
- **nervosité pendant les règles, agitation coq à l'âne, confusion, hyperémotivité**
- soupirs, pleurs pendant les règles
- épuisement pendant les règles, confusion
- migraines (douleurs postérieures et de la nuque) pendant les règles
-douleurs vertébrales et paravertébrales pendant les règles
- endolorissement des globes oculaires et sensation de flou pendant les règles
- élancement vers le haut et le bas sur la face antérieure des cuisses avant les règles
- douleur sous le sein gauche pendant les règles

ARISTOLOCHIA CLEMATITIS
- **nervosité avant et après les règles, améliorée pendant**
- dépression avant les règles
- seins durs et tendus avant et pendant les règles
- abdomen météorisé avant et pendant les règles
- nausées avec fringales avant les règles
- vertiges avant les règles
- sensation de froid avant les règles

CROCUS SATIVUS
- **excitation pendant les règles**

- migraine congestive avant les règles

KREOSOTUM
- **agitation avant les règles**
- bourdonnements d'oreilles avant les règles
- migraines postérieures avant les règles
- tintements dans la tête avant les règles
- brulure dans le vagin et sur la vulve avec démangeaisons aggravées par le grattage pendant les règles
- gonflement des lèvres et irritation après les règles

MAGNESIA MURIATICA
- **excitation pendant les règles**
- éruption sur le visage et le front avant les règles

NUX VOMICA
- **irritabilité avant les règles**
- nausées avant les règles
- frissons avant les règles
- malaises pendant les règles
- violent besoin d'aller à la selle pendant les règles
- violent besoin d'aller uriner pendant les règles
- pertes jaunes après les règles

THUYA
- **anxiété pendant les règles**
- transpiration abondante avant les règles
- palpitations pendant les règles

- sein gauche sensible et gonflé avec noyau dur pendant les règles qui disparaît après les règles

ZINCUM
- agitation, nervosité avant les règles
- agitation des pieds avant les règles
- douleur dans le dos avant les règles
- toux sèche spasmodique épuisante matin et soir pendant les règles
- inflammation des yeux pendant les règles

LIBIDO

CALCAREA PHOSPHORICA
- excitation sexuelle avant les règles
- migraine avant les règles
- mal de dos pendant les règles

DULCAMARA
- excitation sexuelle avant les règles
- urticaire généralisé sans fièvre avant les règles
- éruption sur les mains, les bras ou le visage avant les règles
- saignement de nez pendant les règles

KALIUM PHOSPHORICUM
- excitation sexuelle après les règles

LILIUM TIGRINUM
- excitation sexuelle anormale pendant les règles

LAC CANINUM
-excitation sexuelle pendant les règles
-mal de gorge pendant les règles pouvant aller jusqu'à l'angine
-seins enflés et douloureux pendant les règles

MEDORRHINUM
- désir érotique après les règles

MOSCHUS
- excitation sexuelle importante pendant les règles
- tendance à la perte de connaissance pendant les règles

MUREX
- excitation sexuelle importante pendant les règles

VERATRUM ALBUM
- excitation sexuelle avant les règles
- sensation de froid glacé pendant les règles
- sueurs froides pendant les règles
- diarrhée pendant les règles
- vomissement pendant les règles
- épuisement pendant les règles
- tendance à la perte de connaissance pendant les règles

SIGNES CUTANÉS

Éruptions
Démangeaisons

ÉRUPTIONS

ALIUM SATIVUM
- **éruption des seins, du vagin, de la vulve pendant les règles**
- **herpès vulvaire pendant les règles**
- seins gros et douloureux pendant les règles

CONIUM
- **éruption avant les règles**
- démangeaison vulvaire avant les règles
- seins pesants, durs et sensibles, sensation que les seins se dilatent avant et pendant les règles
- pertes acides, laiteuses, abondantes pendant 10 jours après les règles

DULCAMARA
- **urticaire généralisé sans fièvre avant les règles**
- **éruption des mains, des bras ou du visage avant les règles**
- excitation sexuelle avant les règles
- saignement de nez pendant les règles

EUGENIA JAMBOSA
- **acné pendant les règles**

KALIUM CARBONICUM
- **démangeaison et éruption pendant les règles**
- douleur dans le dos pendant les règles

- coryza pendant les règles

MAGNESIA MURIATICA
- **éruption sur le visage et le front avant les règles**
- excitation pendant les règles

SARSAPARILLA
- **éruption humide qui démange sur le front et la région inguinale droite avant les règles**

SILICEA
- **brulure et éruption sur la face interne des cuisses pendant les règles**
- refroidissement complet du corps et désir être couvert pendant les règles
- constipation avant, pendant, et après les règles
- démangeaison vulvaire pendant les règles

DÉMANGEAISONS (démangeaison vulvaire : voir vulve)

CARBO VEGETALIS
- **démangeaison avant les règles**

FERRUM METALICUM
- **démangeaison violente après les règles améliorée par l'eau froide**

- tintement dans les oreilles avant les règles
- bouffées de chaleur avant les règles
- grande fatigue pendant les règles

HEPAR SULFUR
- démangeaison des mamelons pendant les règles
- démangeaison vulvaire pendant les règles

INULA
-démangeaison des jambes pendant les règles
-claquement des dents dû au froid pensant les règles

KALIUM CARBONICUM
- démangeaison et éruption pendant les règles
- douleur dans le dos pendant les règles

SANGUINARIA
- démangeaison des aisselles avant les règles

SILICEA
- démangeaison pendant les règles
- constipation avant, pendant et après les règles
- refroidissement pendant les règles
- éruption sur la face interne des cuisses pendant les règles

VULVE ET VAGIN

Pertes
Sécheresse vaginale
Démangeaison vulvaire
Éruption vulvaire
Sensibilité vulvaire

PERTES

AESCULUS
- **pertes jaunes foncées collantes et corrosives après les règles**

ALETRIS FARINOSA
- **augmentation des pertes glaireuses, épaisses, abondantes, filamenteuses après les règles**
- toux sèche spasmodique avant les règles
- arrêt de la toux dès l'apparition des règles
- fatigue importante avant et pendant les règles, épuisement après les règles

ALUMINA
- **pertes abondantes et brulantes après les règles**
- épuisement physique et mental pendant et après les règles

BORAX
- **pertes comme du blanc d'œuf chaudes avec sensation comme si de l'eau coulait sur les cuisses avant les règles**
- nausées pendant les règles
- douleurs dans l'estomac s'étendant au creux des reins pendant les règles

BOVISTA
- pertes acres épaisses jaunes verdâtres après les règles
- diarrhée avant et pendant les règles

CALCAREA CARBONICA OSTREARUM
- pertes avant les règles
- refroidissement complet du corps avec cependant grand désir d'air frais pendant les règles
- sensation de bas froids et humides pendant les règles
- douleur dentaire pendant les règles
- vertiges pendant les règles
- frissons avant les règles
- migraines avant les règles
- seins sensibles et gonflés avant les règles
- brulure et démangeaison des organes génitaux externes avant et après les règles

CARBO VEGETABILIS
- pertes laiteuses et corrosives avant les règles
- brulure des paumes et des plantes pendant les règles

CEDRON
- pertes 5 à 6 jours avant les règles
- sécheresse importante de la bouche et de la langue avec grande soif pendant les règles
- hypersalivation après les règles
- mouvements convulsifs pendant les règles

CONIUM
- pertes acides, laiteuses, abondantes pendant 10 jours après les règles
- démangeaison vulvaire avant les règles
- éruption avant les règles
- seins pesants, durs et sensibles, sensation que les seins se dilatent avant et pendant les règles

HYDRASTIS
- pertes irritantes jaunes visqueuses et filantes avec démangeaison vulvaire après les règles

KALMIA LATIFOLIA
- pertes après les règles
- douleur dans les membres, le dos et l'intérieur des cuisses pendant les règles

MERCURIUS SOLUBILIS
- pertes avant les règles
- mauvaise haleine pendant les règles
- bouffées de chaleur avant les règles
- démangeaison vulvaire avant les règles
- selles visqueuses avec envie douloureuse d'aller à la selle pendant les règles

NICCOLUM
-pertes après la miction après les règles

NUX VOMICA
- pertes jaunes après les règles

- nausées avant les règles
- frissons avant les règles
- irritabilité avant les règles
- malaises pendant les règles
- violent besoin d'aller à la selle pendant les règles
- violent besoin d'aller uriner pendant les règles

PALLADIUM
- **pertes glaireuses comme de la gelée avant et après les règles**
- nausées pendant les règles
- constipation pendant les règles
- migraine pendant les règles

PHOSPHORICUM ACIDUM
- **pertes blanc jaune avec prurit après les règles**
- douleur dans le foie pendant les règles

PICRICUM ACIDUM
- **pertes avant les règles**

SABINA
- **pertes irritantes abondantes et fétides après les règles**

SEPIA
- **pertes jaunes acides après chaque miction avant les règles**
- sueurs sous les aisselles avant les règles
- aphtes buccaux pendant les règles

- fatiguée le matin pendant les règles
- sécheresse de la vulve et du vagin après les règles

SÉCHERESSE VAGINALE

BELLADONNA
- **sécheresse vaginale pendant les règles**

BERBERIS
- **sécheresse vaginale après les règles**

GRAPHITES
- **sécheresse vaginale pendant les règles**
- toux et enrouement, coryza pendant les règles
- démangeaison vulvaire avant les règles
- transpiration pendant les règles
- éructation, nausées avec malaise le matin pendant les règles
- douleur gastrique améliorée en mangeant pendant les règles
- grande faiblesse pendant les règles
- nombreux malaises le matin pendant les règles

SEPIA
- **sécheresse de la vulve et du vagin après les règles**
- sueurs sous les aisselles avant les règles
- aphtes buccaux pendant les règles

- pertes jaunes acides après chaque miction avant les règles
- fatiguée le matin pendant les règles

DÉMANGEAISON VULVAIRE

AMBRA GRISEA
-démangeaison vulvaire pendant les règles

CALCAREA CARBONICA OSTREARUM
- brulure et démangeaison des organes génitaux externes avant et après les règles
- refroidissement complet du corps avec cependant grand désir d'air frais pendant les règles
- sensation de bas froids et humides pendant les règles
- douleur dentaire pendant les règles
- vertiges pendant les règles
- frissons avant les règles
- migraine avant les règles
- seins sensibles et gonflés avant les règles
- pertes avant les règles

FERRUM METALICUM
- démangeaison vulvaire après les règles améliorée par l'eau froide
- tintement dans les oreilles avant les règles
- bouffées de chaleur avant les règles

- grande fatigue pendant les règles

GRAPHITES
- **démangeaison vulvaire avant les règles**
- sécheresse vaginale pendant les règles
- transpiration pendant les règles
- toux et enrouement, coryza pendant les règles
- éructation, nausées avec malaise le matin pendant les règles
- douleur gastrique améliorée en mangeant pendant les règles
- grande faiblesse pendant les règles
- nombreux malaises le matin pendant les règles

HEPAR SULFUR
- **démangeaison vulvaire pendant les règles**
- démangeaison des mamelons pendant les règles

HYDRASTIS
- **pertes irritantes jaunes visqueuses et filantes avec démangeaison vulvaire après les règles**

KREOSOTUM
- **brulure dans le vagin et sur la vulve avec démangeaison aggravée par le grattage pendant les règles**
- **gonflement des lèvres vulvaires et irritation après les règles**
- bourdonnement d'oreilles avant les règles
- agitation avant les règles

- migraines occipitales avant les règles
- tintements dans la tête avant les règles

LYCOPODIUM
- **démangeaison vulvaire avant les règles**
- baisse de l'appétit pendant les règles
- tristesse avant les règles

MERCURIUS SOLUBILIS
- **démangeaison vulvaire avant les règles**
- pertes avant les règles
- mauvaise haleine pendant les règles
- bouffées de chaleur avant les règles
- selles visqueuses avec envie douloureuse d'aller à la selle pendant les règles

PHOSPHORICUM ACIDUM
- **pertes blanc jaune avec démangeaison après les règles**
- douleur dans le foie pendant les règles

SILICEA
- **démangeaison vulvaire pendant les règles**
- refroidissement complet du corps et désir d'être couvert pendant les règles
- constipation avant, pendant, et après les règles
- brulure et éruption sur la face interne des cuisses pendant les règles

SULFUR
- **démangeaison vulvaire pendant les règles**
- migraine avant les règles
- constipation pendant les règles
- distension abdominale pendant les règles
- troubles urinaires, envie fréquente d'uriner avant les règles
- sensation de faim vers 11h du matin pendant les règles améliorée en mangeant du sucre
- toux le soir améliorée en s'asseyant sur le lit pendant les règles

ÉRUPTION VULVAIRE

ALIUM SATIVUM
- **herpès vulvaire pendant les règles**
- **éruption des seins, du vagin, de la vulve pendant les règles**
- seins gros et douloureux pendant les règles

MEDORRHINUM
-**petits furoncles pendant les règles**

SENSIBILITÉ VULVAIRE

STAPHYSAGRIA
- vulve sensible, ne supporte pas la serviette pendant les règles
- mal de dents pendant les règles
- douleur dans les cuisses pendant les règles
- faiblesse des jambes pendant les règles

SYMPTÔMES MAMMAIRES

ACTAEA RACEMOSA
- **douleur sous le sein gauche pendant les règles**
- nervosité pendant les règles, agitation, coq à l'âne, confusion, hyperémotivité
- soupirs, pleurs pendant les règles
- fatigue pendant les règles, confusion, épuisement
- migraine pendant les règles
- douleurs vertébrales et paravertébrales pendant les règles
- endolorissement des globes oculaires et sensation de flou pendant les règles

ALIUM SATIVUM
- **seins gros et douloureux pendant les règles**
- éruption des seins, du vagin, de la vulve pendant les règles
- herpès vulvaire pendant les règles

ARISTOLOCHIA CLEMATITIS
- **seins durs et tendus avant et pendant les règles**
- nervosité avant et après les règles, améliorée pendant
- abdomen météorisé avant et pendant les règles
- nausées avec fringales avant les règles
- vertiges avant les règles
- sensation de froid avant les règles
- dépression avant les règles

BRYONIA

- douleurs dans les seins pendant les règles
- saignement de nez avant et pendant les règles
- symptômes gastriques pendant les règles
- douleurs déchirantes dans les jambes pendant les règles

CALCAREA CARBONICA OSTREARUM

- seins sensibles et gonflés avant les règles
- refroidissement complet du corps avec cependant grand désir d'air frais pendant les règles
- sensation de bas froids et humides pendant les règles
- douleur dentaire pendant les règles
- vertiges pendant les règles
- frissons avant les règles
- migraine avant les règles
- brulure et démangeaison des organes génitaux externes avant et après les règles
- pertes avant les règles

CONIUM

- seins pesants, durs et sensibles, sensation que les seins se dilatent avant et pendant les règles
- démangeaison vulvaire avant les règles
- éruption avant les règles
- perte acide, laiteuse, abondantes pendant 10 jours après les règles

CYCLAMEN
- **gonflement des seins avant et après les règles**
- migraine avec vertiges, troubles visuels, douleur d'un hémi-crâne pendant les règles
- tristesse larmoyante avant les règles, fuite du contact, de la conversation
- sensation de pesanteur au niveau des pieds avant les règles

HEPAR SULFUR
- **démangeaison des mamelons pendant les règles**
- démangeaison vulvaire pendant les règles

IODUM
- **douleur des seins qui sont mous et flétris avant et pendant les règles**
- faiblesse avec oppression pendant les règles

LAC CANINUM
- **seins enflés et douloureux pendant les règles**
- mal de gorge pendant les règles pouvant aller jusqu'à l'angine

PHYTOLACCA
- **tension et congestion mammaire avant les règles**
- seins irritables avant et pendant les règles

SANGUINARIA
- **seins sensibles pendant les règles**
- démangeaison des aisselles avant les règles

THUYA

- sein gauche sensible et gonflé avec noyau induré pendant les règles qui disparaît après les règles
- transpiration abondante avant les règles
- anxiété pendant les règles
- palpitations pendant les règles

SYMPTÔMES OPHTALMOLOGIQUES

ACTAEA RACEMOSA
- endolorissement des globes oculaires et sensation de flou pendant les règles
- nervosité pendant les règles, agitation, coq à l'âne, confusion, hyperémotivité
- soupirs, pleurs pendant les règles
- fatigue pendant les règles, confusion, épuisement
- migraine pendant les règles
- douleurs vertébrales et paravertébrales pendant les règles
- élancement vers le haut et le bas sur la face antérieure des cuisses avant les règles
- douleur sous le sein gauche pendant les règles

PHYSOSTIGMA
- congestion des yeux pendant les règles

ZINCUM
- inflammation des yeux pendant les règles : conjonctivite, démangeaison des yeux
- toux sèche spasmodique épuisante matin et soir pendant les règles
- agitation, nervosité avant les règles
- douleur dans le dos avant les règles
- agitation des pieds avant les règles

SYMPTÔMES RHUMATOLOGIQUES

Mal de dos
Pieds
Douleurs dans les membres

MAL DE DOS

ACTAEA RACEMOSA

-douleurs vertébrales et paravertébrales pendant les règles
- nervosité pendant les règles, agitation, coq à l'âne, confusion, hyperémotivité
- soupirs, pleurs pendant les règles
- fatigue pendant les règles, confusion, épuisement
- migraine postérieure pendant les règles
- endolorissement des globes oculaires et sensation de flou pendant les règles
- élancement vers le haut et le bas sur la face antérieure des cuisses avant les règles
- douleur sous le sein gauche pendant les règles

CALCAREA PHOSPHORICA
- mal de dos intense pendant les règles
- excitation sexuelle avant les règles
- migraine avant les règles

KALIUM CARBONICUM
- douleur dans le dos pendant les règles
- démangeaison et éruption pendant les règles
- coryza pendant les règles

KALIUM NITRICUM
- douleurs de dos violentes avant et pendant les règles

KALMIA LATIFOLIA
- douleurs dans les membres, le dos et l'intérieur des cuisses pendant les règles
- accentuation des pertes après les règles

RADIUM BROMATUM
- mal de dos pendant les règles

SPONGIA
- douleur dans le sacrum avant les règles
- palpitations avant les règles
- faim avant les règles
- patiente réveillée par des crises de suffocation pendant les règles

ZINCUM
- douleur dans le dos avant les règles
- agitation, nervosité avant les règles
- toux sèche spasmodique épuisante matin et soir pendant les règles
- inflammation des yeux pendant les règles
- agitation des pieds avant les règles

PIEDS

AMONIUM MURIATICUM
- **douleurs névralgiques dans les pieds pendant les règles**
- diarrhée avec selles et mucosités verdâtres pendant les règles
- douleurs ombilicales pendant les règles
- vomissements pendant les règles

CYCLAMEN
- **sensation de pesanteur au niveau des pieds avant les règles**
- tristesse larmoyante avant les règles, fuite du contact, de la conversation
- gonflement des seins avec galactorrhée avant et après les règles
- migraine avec vertiges, troubles visuels, douleur d'un hémi-crâne pendant les règles

PULSATILLA
- **tremblement des pieds pendant les règles**
- diarrhée avant les règles
- frissons avant et pendant les règles
- sensation de froid pendant les règles
- tristesse, pleurs pendant les règles
- migraine pendant les règles

ZINCUM
- **agitation des pieds avant les règles**
- toux sèche spasmodique épuisante matin et soir pendant les règles
- inflammation des yeux pendant les règles
- agitation, nervosité avant les règles
- douleur dans le dos avant les règles

DOULEUR DANS LES MEMBRES

ACTAEA RACEMOSA
- **élancement vers le haut et le bas sur la face antérieure des cuisses avant les règles**
- nervosité pendant les règles, agitation, coq à l'âne, confusion, hyperémotivité
- soupirs, pleurs pendant les règles
- fatigue pendant les règles, confusion, épuisement
- migraines occipitales cervicales pendant les règles
-douleurs vertébrales et paravertébrales pendant les règles
- endolorissement des globes oculaires et sensation de flou pendant les règles
- douleur sous le sein gauche pendant les règles

KALIUM IODATUM
- **douleur dans les cuisses comme si elles étaient serrées dans un étau pendant les règles**
- envie fréquente d'uriner avant les règles

KALMIA LATIFOLIA
- douleur dans les membres, le dos et l'intérieur des cuisses pendant les règles
- pertes après les règles

STAPHYSAGRIA
- douleur dans les cuisses pendant les règles
- mal de dents pendant les règles
- faiblesse des jambes pendant les règles
- vulve sensible, ne supporte pas la serviette pendant les règles

FOLLICULINUM

Il s'agit d'estrone, substance produite par la transformation de l'œstradiol notamment par le foie et le tissu graisseux. Elle est peu secrétée par l'ovaire.

Les premiers travaux sur les doses infinitésimales de folliculine datent des années cinquante.

A l'origine la pathogénésie* de *Folliculinum* fut précédée par l'étude des symptômes provoqués par la prise d'œstrogènes dans différentes circonstances en particuliers thérapeutiques : traitement du cancer de la prostate chez l'homme, oestrogénothérapie prescrite dans les troubles des règles et la ménopause chez la femme, et bien sûr dans le cadre de la contraception.

Enfin en 1977 le docteur Léa De Mattos publia la pathogénésie de *Folliculinum*.

MATIÈRE MÉDICALE

Tous les symptômes sont liés aux règles : ils apparaissent avant les règles souvent dans le cadre d'un syndrome pré-menstruel et ils disparaissent juste avant ou pendant les règles.

CYCLE MENSTRUEL
- pertes jaunes et saignements à l'ovulation
- démangeaison vulvaire avant les règles
- douleur au début des règles
- règles abondantes de sang rouge avec caillots qui durent longtemps

SYMPTÔMES MAMMAIRES PRÉ MENTRUELS
- congestion des seins
- seins qui ne supportent pas le contact

SYMPTÔMES NEURO PSYCHIQUES PRÉ MENTRUELS
- tension nerveuse, instabilité avec angoisse
- alternance excitation-dépression
- anxiété, irritabilité, agressivité
- véritable état dépressif

DOULEURS DIVERSES PRÉ MENTRUELLES
- migraine avec congestion, rougeur de la face et sensation de froid aux extrémités
- névralgies liées aux règles

OEDÈME, CONGESTION, PRISE DE POIDS EN PRÉ MENTRUEL
- prise de poids
- œdème des membres inférieurs
- congestion abdomino-pelvienne

SYMPTÔMES CUTANÉS PRÉ MENTRUELS
- acné et séborrhée des ailes du nez
- eczéma
- psoriasis
- crevasses des doigts ou des orteils

SYMPTÔMES URINAIRES PRÉ MENTRUELS
-cystites
-douleurs vésicales
- envie fréquentes d'uriner
- difficultés à uriner

SYMPTÔMES ORL PRÉ MENTRUELS
- coryza, rhinite
- toux quinteuse
- aphonie
- angine

SYMPTÔMES DIGESTIFS PRÉ MENTRUELS
- brulure digestive
- hémorroïdes
- ballonnement

- nausées

SYMPTÔMES CARDIO VASCULAIRES PRÉ MENTRUELS
-tachycardie
- troubles du rythme

MODALITÉS D'AGGRAVATION

- *avant les règles*
- à l'ovulation
- à la ménopause
- au repos
- au bruit
- la nuit

MODALITÉS D'AMÉLIORATION

- après les règles
- par le temps frais et le grand air
- au mouvement

INDICATIONS CLINIQUES

-INDICATIONS EN CAS D'HYPER-OESTROGÉNIE : LES HAUTES DILUTIONS (15CH)

L'indication la plus fréquente est le syndrome prémenstruel avec symptômes mammaires, symptômes neuropsychiques et douleurs diverses.

On utilise les hautes dilutions, par exemple 1 dose de *Folliculinum* 15 CH au 8ème et au 22ème jour du cycle.

-INDICATIONS EN CAS D'HYPO-OESTROGÉNIE : LES BASSES DILUTIONS (5CH)

Les indications sont les suivantes :
- bouffées de chaleur de la ménopause
- sécheresse vaginale
- hypofertilité
- syndrome prémenstruel avec migraine, insomnie
- aménorrhées secondaires des suites de couches

C'est une indication pour les basses dilutions, par exemple 5 granules de *Folliculinum* 5 CH par jour.

LUTÉINUM

Il s'agit de dilution de corps jaune, donc on y retrouve de la progestérone et de l'estrogène. C'est une souche qui a donné lieu à assez peu de publications, nettement moins que *Folliculinum*.

MATIÈRE MÉDICALE

RÈGLES
- mycose à recrudescence pré menstruelle
- tendance à la sécheresse vaginale

SYMPTÔMES NEUROSPYCHIQUES
- somnolence
- désir d'être laissée en paix
- irritabilité
- baisse de la libido
- tendance à la sécheresse vaginale

SYPTÔMES MAMMAIRES
- douleur mammaire, mais sans gonflement
(contrairement à *Folliculinum*)

SYMPTÔMES CUTANÉS
- acné

SYMPTÔMES URINAIRES
- irritabilité du trigone vésical
- douleurs vésicales
- cystite infectieuse

SYMPTÔMES DIGESTIFS
- état nauséeux vague

INDICATIONS CLINIQUES

Les indications seront les aménorrhées ou au contraire les règles trop abondantes en dilations moyennes.

Dans le syndrome prémenstruel en particulier hyper-oestrogénique on utilise des dilutions basses (5CH) 3 granules par jour du 16ème au 25ème jour du cycle

MÉDICAMENTS AGRAVÉS PAR LES RÈGLES

	AVANT	PENDANT	APRÈS
ACTAEA RACEMOSA		+	
ALETRIS FARINOSA		toux	+
ARGENTUM NITRICUM		+	
CONIUM	+	+	
CROCUS SATIVUS		+	
CUPRUM	+		
EUGENIA JAMBOSA	+		
GRAPHITES		+	+
KREOSOTUM		+	
LILIUM TIGRINUM			+
MAGNESIA CARB	+	+	

MUREX	+		
OENANTHE CROCATA	+		+
PHELLANDRIUM	+		
PLATINA		+	
POPULUS CANDICANS	+		
SILICEA		+	
SULFUR	+	+	
VERATRUM ALBUM	+	+	
ZINCUM		pour les troubles ophtalmologiques et la toux	

MÉDICAMENTS AMÉLIORÉS PAR LES RÈGLES

	AVANT	PENDANT	APRÈS
CYCLAMEN		+	
GOSSYPIUM		+	
HEDERA HELIX		+	
HIPPURIC ACID		Douleurs musculaires et articulaires	
LACHESIS		+	
MELILOTUS		migraine	
ZINCUM		Troubles nerveux et généraux	

TABLEAUX RÉCAPITULATIFS DES SYMPTÔMES MENTRUELS AVEC LEURS MÉDICAMENTS

→NEZ, GORGE, OREILLES

SYMPTÔMES	avant les règles	pendant les règles	après les règles	PAGE
TOUX ENROUEMENT	aletris farinosa			18
		gelsemium		18
		graphites		18
			senecio	18
		sulfur		19
		zincum		19
GORGE IRRITÉE DOULOUREUSE		lac caninum		19
	magnesia carbonica			20
		natrum sulfuricum		20
	senecio			20
SAIGNEMENT DE NEZ		aconit		20
	bryonia	bryonia		20
		dulcamara		21
		melilotus		21
		natrum sulfuricum		21
			senecio	21
OBSTRUCTION NASALE		kalium carbonicum		22
	magnesia carbonica			22
ACOUPHÈNES SURDITÉ	ferrum metalicum			22
	kreosotum			22
VERTIGES	aristolochias			23
		calcarea carb ostr		23
	lachesis			24

→BOUCHE, DENTS

SYMPTÔMES	avant les règles	pendant les règles	après les règles	PAGE
SÉCHERESSE NEZ		cedron		26
GORGE BOUCHE		nux moschata		26
LANGUE		tarentula hispanica		26
SALIVATION		cedron		26
HALEINE		mercurius solubilis		27
APHTE		sepia		27
MAL DE DENTS	amonium carbonicum	amonium carbonicum		27
	antimonium crudum			27
	baryta carbonica			28
		calcarea carb ostr		28
		phosphorus		28
		staphysagria		28

135

→TUBE DIGESTIF

SYMPTÔMES	avant les règles	pendant les règles	après les règles	PAGE
APPÉTIT	aristolochias			30
		gossipyum		30
		lycopodium		30
	spongia			30
		sulfur		31
DIARRHÉE		amonium muriaticum		31
	bovista	bovista		31
		mercurius solubilis		32
		podophilum		32
	pulsatilla			32
		veratrum album		32
CONSTIPATION		collinsonia		33
		natrum sulfuricum		33
		palladium		33
	silicea	silicea	silicea	33
		sulfur		34
	vespa crabo			34
		viburnum		34
NAUSÉES VOMISSEMENTS		amonium muriaticum		35
	aristolochias			35
		borax		35
		cocculus		37
			crotalus horridus	36
		gossypium		36
		graphites		36
		ipeca		37
		melilotus		37

	nux vomica		37
		paladium	37
		thlaspi bursa pastoris	37
		veratrum album	38
	viburnum	viburnum	38
ESTOMAC		argentum nitricum	38
	baryta carbonica		38
		borax	39
		bryonia	39
		gossypium	39
		graphites	39
	ignatia		40
		viburnum	40
DOULEURS ABDOMINALES		amonium muriaticum	41
		antimonium crudum	41
		colocynthis	41
	gossypium		41
		ignatia	42
		thlaspi bursa pastoris	42
DISTENTION ABDOMINALE	aristolochias	aristolochias	42
		china	42
		cocculus	43
		sulfur	43
FOIE		phosphoricum acidum	43
RECTUM ANUS		aloe	44
	china		44
		gossypium	44
		muriaticum acidum	44
		nux vomica	44

→CŒUR, POUMONS

SYMPTÔMES	avant les règles	pendant les règles	après les règles	PAGE
PALPITATIONS	cactus			48
		crotalus horridus		48
		phosphorus		48
	spongia			48
		thuya		48
THORAX	cuprum	cuprum	cuprum	49
	senecio			49
		stannum		49
DIFFICULTÉS RESPIRATOIRES		iodum		50
		spongia		50

→VESSIE, REIN

SYMPTÔMES	avant les règles	pendant les règles	après les règles	PAGE
POLLAKIURIE*		ferrum phosphoricum		52
	kalium iodatum			52
	sulfur			52
		viburnum		52
TROUBLE DU FLUX URINAIRE		hyocyamus		53
		viburnum		53
IRRITATION VÉSICALE		erigeron		54
		juniperus		54
		nux vomica		54
	senecio			54
INCONTINENCE URINAIRE		viburnum		55
DOULEUR RÉNALE		curare		55

→SENSATONS THERMIQUES, SUEURS

SYMPTÔMES	avant les règles	pendant les règles	après les règles	PAGE
REFROIDISSEMENT		aristolochias		58
		calcarea carb ostr		58
			colchicum	58
			collinsonia	59
		inula		59
		ledum palustre		59
	nux vomica			59
		pulsatilla		59
		secale cornutum		60
		silicea		60
		veratrum album		60
TÊTE CHAUDE ET EXTRÉMITÉS FROIDES		arnica		60
SENSATIONS DE CHALEUR		belladonna		61
		carbo vegetabilis		61
		digitalis		61
	ferrum metalicum			61
	mercurius solubilis			61
TRANSPIRATION		graphites		62
		hyocyamus		62
	sepia			62
	thuya			62
		veratrum album		63

→CERVEAU

SYMPTÔMES	avant les règles	pendant les règles	après les règles	PAGE
		actaea racemosa		66
	alium cepa		alium cepa	66
			bromum	66
	calcarea carb ostr			66
	calcarea phosphorica			67
	calcarea sulfurica			67
		crocus		67
		curare		67
MIGRAINE		cyclamen		68
		ferrum phosphoricum		68
		ignatia		68
	kreosotum			68
	melilotus			69
		natrum muriaticum	natrum muriaticum	69
		paladium		69
	petroleum			69
		pulsatilla		69
	sulfur			70
		xanthosylum		70
NÉVRALGIES		amonium muriaticum		70
		bryonia		71
		stannum		71
		xanthosylum		71
MOUVEMENT	calcarea sulfurica			71
		cedron		72
		cuprum		72

CONVULSIF		hyocyamus		72
		oenanthe		72
		rana bufo		72
TROUBLES		cinnamonium		73
SENSITIFS		cocculus		73
SOMMEIL		cinnamonim		73
		nux moschata		73
	sulfuricum acidum		sulfuricum acidum	74

→PSYCHISME : HUMEUR, TONUS, LIBIDO

SYMPTÔMES	avant les règles	pendant les règles	après les règles	PAGE
TRISTESSE DÉPRESSION		actaea racemosa		76
	aristolochias			76
	aurum	aurum+++	aurum	77
	bromum			77
	causticum			77
		cinnamonium		77
	cyclamen			77
	lycopodium			77
	phosphorus			78
		pulsatilla		78
	stannum			78
		venus mercenaria		78
	vespa crabo			78
FATIGUE FAIBLESSE SYNCOPE		actaea racemosa		79
			aletris farinosa	79
		alumina	alumina	80
		amonium carbonium		80
		calcarea sulfurica		80
		carbo animalis		80
			causticum	80
		cocculus		80
		ferrum metalicum		81
		graphites		81
		haematox		81
		helonias		81

		iodum		81
			ipeca	82
		manganum		82
		moschus		82
FATIGUE FAIBLESSE SYNCOPE (suite)		nux vomica		82
		sepia		83
		trillium pendulum		83
		viburnum		83
		vinca minor		83
		veratrum album		83
HUMEUR CHANGEANTE		crocus sativa		84
		ignatia		84
		aconit		84
		actaea racemosa		85
IRRITABILITÉ AGITATION	aristolochias		aristolochias	85
		crocus sativus		85
	kreosotum			86
		magnesia muriatica		86
	nux vomica			86
		thuya		86
	zincum			87
LIBIDO	calcarea phosphorica			87
	dulcamara			87
			kalium phosphoricum	87
		lilium tigrinum		88
		lac caninum		88
			medorrhinum	88
		moschus		88
		murex		88
		veratrum album		88

→PEAU

SYMPTÔMES	avant les règles	pendant les règles	après les règles	PAGE
ÉRUPTIONS		alium sativum		90
	conium			90
	dulcamara			90
		eugenia jambosa		90
		kalium carbonicum		90
	magnesia muriatica			91
	sarsaparilla			91
		silicea		91
DÉMANGEAISONS	carbo vegetabilis			91
			ferrum metalicum	91
		hepar sulfur		92
		inula		92
		kalium carbonicum		92
	sanguinaria			92
		silicea		92

→VULVE ET VAGIN

SYMPTÔMES	avant les règles	pendant les règles	après les règles	PAGE
PERTES			aesculus	94
			aletris farinosa	94
			alumina	94
	borax			94
			bovista	95
	calcar carb ostr			95
	carbo vegetabilis			95
	cedron			95
			conium	96
			hydrastis	96
			kalmia latifolia	96
	mercurius solubilis			96
			niccolum	96
			nux vomica	96
	palladium		palladium	97
			phosphoricum acidum	97
	picricum acidum			97
			sabina	97
	sepia			97
SÉCHERESSE VAGINALE		belladonna		98
			berberis	98
		graphites		98
			sepia	98
		ambra grisea		99
	calcar carb ostr		calcar carb ostr	99

DÉMANGEAISON VULVAIRE			ferrum metalicum	99
	graphites			100
		hepar sulfur		100
			hydrastis	100
		kreosotum		100
	lycopodium			101
	mercurius solubilis			101
			phosphoricum acidum	101
		silicea		101
		sulfur		102
ÉRUPTION		alium sativum		102
		medhorrinum		102
SENSIBILITÉ VULVAIRE		staphysagria		103

→SEINS

SYMPTÔMES MAMMAIRES	avant les règles	pendant les règles	après les règles	PAGE
		actaea racemosa		106
		alium sativum		106
	aristolochias		aristolochias	106
		bryonia		107
	calc carb ostr			107
	conium	conium		107
	cyclamen		cyclamen	108
		hepar sulfur		108
	iodum	iodum		108
		lac caninum		108
	phytolacca			108
		sanguinaria		108
		thuya		109

→YEUX

SYMPTÔMES OCCULAIRES	avant les règles	pendant les règles	après les règles	P A G E
		actaea racemosa		112
		physostigma		112
		zincum		112

→MEMBRES, SQUELETTE

SYMPTÔMES	avant les règles	pendant les règles	après les règles	PAGE
MAL DE DOS		actaea racemosa		114
		calcarea phosphorica		114
		kalium carbonicum		114
	kalium nitricum	kalium nitricum		115
		kalmia latifolia		115
		radium bromatum		115
	spongia			115
	zincum			115
PIEDS		amonium muriaticum		116
	cyclamen			116
		pulsatilla		116
	zincum			117
DOULEUR DES MEMBRES	actaea racemosa			117
		kalium iodatum		117
		kalmia latifolia		118
		staphysagria		118

BIBLIOGRAPHIE

-BEJA A., Expérimentation sur les dilutions de folliculine, thèse pour le doctorat en médecine (Paris)

-BOERICKE W. - Matière médicale 9ème édition. Ed. Similia, 2007

-CEDH entretiens du CEDH Pratique Homéopathique en gynécologie1982

-DEMARQUE D., JOUANNY J., POITEVIN B., SAINT-JEAN Y., Pharmacologie et matière médicale homéopathique, Ed. CEDH, 2005

-DE MATTOS L. – Pathogénésie des oestrogènes (folliculinum). Ed.L.H.F., 1977, Asnières

-DE MATTOS L., Pathogénésie des ostrogènes ; oestrone ou folliculinum, Les Annales homéopathiques françaises, 1983 : 5-11

-DEVRAIGNE P., BAGROS M., BOIRON H., Expériences répétées sur l'acion des dilutions de folliculine de la 3DH à la 30CH sur la rate castrée ou lasoliris impubère, Actes Soc.Rhod.d'Hom., 2,1952 et 2,1955

-DEVRAIGNE P., BAGROS M., BOIRON H., BEJA A., DANEL AM, Rapport de certains cas d'action anti oestrogénique induits expérimentalement avec des dilutions infinitésimales de folliculine, Gynecol.Prat. 1954 ;5(3-4) :271-4

-GUERMONPREZ M., PINKAS M., TORCK M. - Matière médicale homéopathique. Ed. Boiron, 2005

-MOREAU-DELGADO F., manuel pratique d'homéopathie en gynécologie obstétrique, Ed. IPREDIS, 1996

-PIGEOT C-A, Traité de gynécologie homéopathique, Ed. Similia, 1996

-VANNIER L., POIRIER J. – Matière médicale homéopathique. Ed. CEDH, 2006

TABLE DES MATIÈRES